CIRCULATION

DU SANG

CHEZ LE FOETUS DE L'HOMME,

Décrite et Deſsinée

Par G. J. Martin-Saint-Ange,

CHEVALIER DE LA LÉGION D'HONNEUR, DOCTEUR EN MÉDECINE DE LA FACULTÉ DE PARIS, MÉDECIN DU BUREAU DE BIENFAISANCE DU XII° ARRONDISSEMENT, MEMBRE DE LA SOCIÉTÉ PHILOMATHIQUE, ET DE LA SOCIÉTÉ ANATOMIQUE DE PARIS, CORRESPONDANT DES SOCIÉTÉS ROYALES DE LILLE, DE ROUEN, DE DIJON, DE CAEN, ETC., LAURÉAT DE L'INSTITUT DE FRANCE.

DEUXIÈME ÉDITION

REVUE ET AUGMENTÉE.

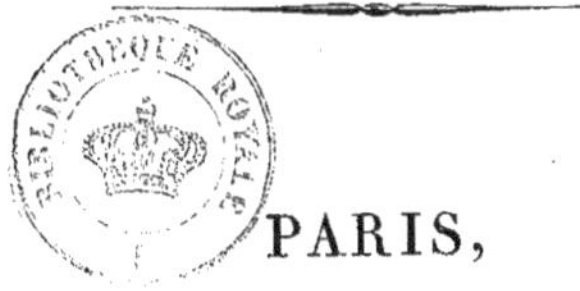

PARIS,

Veuve LE GRAS, IMBERT et Compagnie,

RUE DU BAC, N° 36 BIS;

ET A AMSTERDAM, MÊME MAISON.

M DCCC XXXVII.

AVANT-PROPOS.

Ce travail est le résumé d'une partie des recherches que nous avons entreprises depuis plusieurs années, à l'occasion du prix proposé par l'Académie des sciences, sur la circulation des animaux vertébrés. Les suffrages honorables que nous avons reçus de cette illustre compagnie, les résultats nouveaux auxquels nous sommes arrivé, et la grande inexactitude des planches qui ont été publiées sur la circulation du sang chez le fœtus, nous ont engagé à réunir ici tout ce qui a rapport à cette importante question.

Depuis longtemps nous étions frappé de l'obscurité que les explications des auteurs laissent sur toutes les circonstances de cette circulation; obscurité fâcheuse surtout pour les élèves qui, jusqu'à ce jour, se sont trouvés rarement en état de répondre, sur ce point, d'une manière satisfaisante, à leurs examens.

Avec les figures qui accompagnent le présent mémoire (¹), l'étude de la circulation du fœtus devient aussi facile que celle de toutes les autres fonctions de l'économie humaine.

(¹) La multiplicité des figures qui composent la planche, et le grand nombre de minutieux détails qu'elle comprend, nous ont décidé à adopter des chiffres pour l'indication de tous les vaisseaux sanguins, et des lettres pour celle de tous les autres organes. Chacun de ces signes conserve la même valeur et indique le même objet partout où il se trouve répété : ainsi, le n° 13 correspond toujours au canal artériel pour toutes les figures qui ont rapport à la circulation du fœtus; de même que les lettres *o d*, *o g* indiquent toujours l'oreillette droite et l'oreillette gauche.

Cela admis, et pour ne point interrompre par la suite la description des organes circulatoires, nous allons indiquer ceux qui ne sont qu'accessoires. Fig. 1, fœtus de six mois révolus, de grandeur naturelle, dessiné d'après nature, avec infiniment de soin, sous le point de vue des dimensions, proportions et rapports des organes. A, le thymus, relevé et vu par sa face postérieure; CŒ, le cœur; B, les poumons, sur lesquels se voient les deux nerfs diaphragmatiques; C, le diaphragme coupé (ses piliers sont enlevés); D, la rate; E, le pancréas (son extrémité droite est repliée de droite à gauche, pour laisser apercevoir les branches vasculaires qu'il recouvrait); F

Nous avons exposé le plus clairement qu'il nous a été possible, comment le sang va du placenta au foie ; les mélanges qu'il subit dans cet organe ; comment il va du foie au cœur ; l'influence qu'exercent sur lui les cavités de ce viscère, les valvules et les vaisseaux qui s'y rendent ou qui en tirent leur origine ; le rôle véritable du trou de Botal et de la valvule d'Eustachi ; comment la prépondérance des parties supérieures chez le fœtus avait été jusqu'à ce jour attribuée mal à propos à l'abord presque exclusif du sang artériel dans ces parties, puisqu'elles reçoivent aussi du sang mélangé, etc., etc.

S'il nous était permis de recommander ce travail à la bienveillance du public par d'autres suffrages que par ceux de l'Académie des sciences qui l'a couronné, nous pourrions reproduire quelques passages des auteurs qui en ont fait des *comptes rendus* plus ou moins favorables. Qu'il nous soit permis de leur témoigner ici notre reconnaissance pour la faveur qu'ils nous ont montrée en jugeant notre travail, et pour les encouragements qu'ils ont bien voulu nous donner [1].

les capsules surrénales ; G, les reins ; H, les uretères ; I, la vessie, située entre les artères ombilicales ; J, le rectum, coupé et lié ; K, le canal déférent ; L, le testicule gauche engagé dans l'orifice interne de l'anneau inguinal ; *l*, le droit situé dans le canal inguinal ; PL, le placenta vu par la face fœtale ; *am*, la membrane de l'amnios, recouvrant les vaisseaux placentaires, et constituant l'enveloppe immédiate du fœtus ; CH, la membrane chorion, recouverte par la précédente. Les vaisseaux placentaires n°ˢ 2 et 4 sont, comme on le voit, situés entre ces deux membranes. Fig. 2, foie d'un fœtus à terme vu par sa face postérieure ; LG, le lobe gauche ; LD, le droit ; LS, le lobe de Spigel ; SL, le sillon longitudinal ; ST, le transversal ; V, la vésicule biliaire.

[1] Voyez Gazette médicale, 1832. Un art. de M. Isidore Geoffroy S.-Hilaire.
Encyclopédie des Sc. méd., 1833. Art. de M. Geoffroy S.-Hilaire.
R. hebd., tome 19. Art. de M. Montault.
Gaz. méd. 1835. Un art. de M. Bory de S.-Vincent.
Et Gazette de Santé, tom. 4ᵉ. Art. de M. Grimaud de Caux.

CIRCULATION

DU

FŒTUS DE L'HOMME.

L'ÉTUDE de la circulation du fœtus dans son ensemble, comprend : 1° la circulation de la mère à l'enfant, ou de l'utérus au placenta ; 2° celle du placenta au cœur ; 3° le passage du sang dans les cavités de ce viscère ; 4° enfin, la distribution du sang dans les divers organes.

1. MODE DE CIRCULATION DE LA MÈRE A L'ENFANT, OU DE L'UTÉRUS AU PLACENTA.

On admet presque généralement la non-continuité immédiate des vaisseaux utérins et placentaires, mais il règne une obscurité réelle sur le véritable mode circulatoire de la mère à l'enfant.

A l'époque de la découverte de la circulation du sang, on supposait entre l'utérus et le placenta un parenchyme intermédiaire, que les observations microscopiques et les injections surtout firent bientôt rejeter. On admit alors la continuité immédiate des artères utérines dans les veines du placenta, et celle des artères de cet organe avec les veines de l'utérus ; mais lorsqu'on voulut faire passer l'injection, des artères dans les veines, et réciproquement, l'expérience ne donna point de résultat satisfaisant, et cette théorie subit le sort de toutes celles qui ne sont point basées sur des faits exacts. Cependant, comme une explication de ce phénomène était nécessaire, on émit de nouvelles hypothèses reposant sur des cellules intermédiaires entre le placenta et l'utérus, cellules destinées à recevoir le sang et à le transmettre. La veine ombilicale y puisait les parties nutritives du fœtus, et les veines de l'utérus y puisaient le sang déposé par les artères ombilicales. Ces cellules étaient donc un réceptacle commun, dans lequel des vaisseaux du même ordre venaient choisir des matériaux différents. Tel fut le mode de circulation admis par Hunter.

(6)

Nous arrivons maintenant à des faits mieux étudiés, ou du moins déduits de connaissances anatomiques, c'est-à-dire, aux recherches entreprises par M. le docteur Lauth fils, sur la communication vasculaire entre l'utérus et le placenta. L'auteur admet : 1° qu'il existe, entre la membrane caduque et la terminaison des vaisseaux du placenta, des filaments vasculaires, qu'il croit être des lymphatiques; 2° que ces vaisseaux sont les seuls qui puissent communiquer immédiatement avec les radicules utérines; 3° qu'ils sont de deux ordres, les uns, destinés à prendre les matériaux élaborés qui doivent s'accommoder aux besoins du fœtus; les autres (ceux qui du placenta vont à la matrice), destinés à dépouiller le sang du fœtus des matériaux qui ne peuvent plus lui être utiles.

Enfin, plusieurs anatomistes recommandables ont réussi dans quelques circonstances à faire passer l'injection des vaisseaux sanguins de la mère dans ceux du fœtus, et réciproquement. Mais ces cas exceptionnels et pathologiques ne donnent pas une idée exacte de ce qui se passe physiologiquement. Il suffit de jeter les yeux sur les figures PL, PL', PL" et PL'", pour se convaincre que les villosités du chorion, représentant de vrais cœcums aux extrémités desquels les vaisseaux placentaires forment une anse, s'opposent complétement à ce que le sang passe de la mère à l'enfant.

Pour nous donc, et d'après des recherches nombreuses d'anatomie comparée, nous avons été amené à rejeter la communication immédiate entre les vaisseaux de l'utérus et ceux du placenta, et à admettre que la sanguification chez le fœtus se fait par *endosmose* ou par imbibition, c'est-à-dire, que les radicules placentaires poreuses vont aspirer les sucs déposés à la surface interne de l'utérus, sucs qui, en traversant le placenta, véritable organe d'hématose, acquièrent les qualités requises pour la nutrition des organes du fœtus, et ne retournent pas dans le torrent circulatoire de la mère.

II. TRAJET QUE PARCOURT LE SANG EN ALLANT DU PLACENTA JUSQU'AU CŒUR DU FŒTUS.

Quoique la question dont nous allons nous occuper ait été traitée depuis longtemps, ce n'est que dans le dernier siècle seulement que l'on a donné une description presque exacte de la manière dont la veine ombilicale apporte le sang dans la veine cave inférieure du fœtus, et ensuite dans le cœur. Pour prouver combien les opinions des anciens anatomistes ont été partagées sur ce point, il suffit d'indiquer celles des auteurs les plus recommandables. Galien prétend que le foie n'est formé que par la seule veine ombilicale; Arantius, au contraire, veut qu'il le soit par la veine porte; Herver avance que l'ombilicale se jette dans la veine cave, sans avoir fourni aucune branche à la substance du foie. Eustachi, Fabricius, Riolan, Ruysch, Haller, Cheselden, Hobekenus et Marchettis prétendent que la moitié environ du sang de la veine ombilicale passe dans la veine cave, et que l'autre moitié se distribue dans le foie; mais ils n'indiquent point comment se fait cette distribution. Bertin a combattu l'opinion de ses devanciers; et quoique ses utiles travaux aient paru de nature à ne plus laisser aucun doute sur la question du cours du sang dans le foie du fœtus, ils ne sont ni complets, ni toujours exacts.

Trajet de la veine ombilicale. — Cette veine s'étend depuis le placenta jusque dans le foie du fœtus : elle a une longueur variable de 3 à 24 ou 36 pouces. Une infinité de branches (n° 2, fig. 1) constituent le tronc ombilical (n° 3), renflé à son origine, et entouré jusqu'à l'ombilic par les deux artères ombilicales (n° 4). Parvenue au foie, elle gagne la face postérieure de cet organe, se loge d'abord dans une portion du sillon longitudinal (SL, fig. 2), et ensuite dans le sillon transversal S T. La portion de cette veine qui se trouve logée dans le sillon longitudinal fournit :

1° Les branches antérieures, très-petites (n° 5), destinées à la partie convexe du foie (V. fig. 3);

2° Les branches latérales gauches (n° 6, 7, 11), destinées aux lobes correspondants du foie et au lobe de Spigel : celles-ci sont toujours dirigées de bas en haut, et leurs ramifications principales croisent à angle droit les branches provenant du tronc des veines hépatiques. Ordinairement trois ou quatre de ces branches hépatiques (n° 21, 22, 23, 24) s'anastomosent visiblement avec des rameaux de l'ombilicale (V. les n° 8, 9 et 10);

3° Les branches latérales droites, qui sont très-remarquables à cause de leur petitesse et de leur terminaison : souvent un ou deux de ces vaisseaux vont s'anastomoser avec un rameau que nous verrons naître des radicules du tronc ombilical.

Le point où la veine ombilicale change de direction pour se loger dans le sillon transversal est important à connaître; car de ce lieu naît le canal veineux ou d'Arantius (n° 13), qui, après s'être logé dans la continuation du sillon longitudinal SL, va s'ouvrir dans la veine cave inférieure (n° 25), au point de jonction des veines hépatiques. Le tronc de l'ombilicale, après avoir fourni le canal veineux, parcourt tout le sillon transversal du foie sans rien perdre de son calibre; quelquefois il reçoit un rameau (n° 14) provenant du lobe de

Spigel ; mais cela n'a lieu que lorsque la veine porte ne le reçoit pas au point de sa jonction avec la veine ombilicale.

A peu près vers le milieu de l'étendue que parcourt la veine ombilicale dans le sillon transversal, vient s'ouvrir, de gauche à droite, la veine porte (n° 15). Le tronc qui en résulte se renfle considérablement, et se subdivise bientôt en un grand nombre de grosses branches qui se distribuent ainsi qu'il suit : la première (n° 16) se dirige ordinairement de bas en haut, donne une multitude de rameaux, et va s'ouvrir dans un tronc des veines hépatiques (n° 21) ; la seconde (n° 17) plonge dans la substance du lobe droit du foie, gagne sa face inférieure, et va s'ouvrir par cinq ou six ramuscules dans la portion de la veine cave inférieure qui traverse le lobe de Spigel.

Quant aux autres branches (n° 18 et 19), la première s'anastomose avec un rameau du même ordre, que nous avons vu naître du côté droit du tronc ombilical ; la seconde s'anastomose avec une veine hépatique. Voyons actuellement comment se comportent l'artère et les veines hépatiques.

Les branches de l'artère hépatique (n° 20) étant excessivement ténues chez le fœtus, il est impossible d'en voir les dernières divisions ; mais il est démontré, par les injections, que les radicules communiquent avec celles de l'ombilicale et des veines hépatiques. Ces dernières veines, au nombre de quatre ou cinq grosses branches (n° 21, 22, 23, 24), s'entre-croisent avec les branches ombilicales (n° 6, 7, 11, 16, 17 et 18). Elles vont toutes déboucher dans la veine cave inférieure, immédiatement au-dessous du diaphragme.

Ici se termine tout ce que nous avons à dire sur la distribution des vaisseaux sanguins dans le foie. Il reste à indiquer brièvement le mode de circulation qui a lieu dans ces vaisseaux.

Le sang qui du placenta va au fœtus se distribue dans le foie de la manière suivante : il arrive pur dans le lobe gauche, le lobe de Spigel et le canal veineux, et mélangé dans le lobe droit. Là, le mélange provient de ce que la veine porte s'ouvre dans la veine ombilicale. Ce fait, qui n'a point été suffisamment déterminé, explique jusqu'à un certain point le volume considérable du lobe gauche du foie chez le fœtus, et l'extrême petitesse de l'artère hépatique.

Le sang provenant de l'ombilicale, de la veine porte et de l'artère hépatique, est porté par le canal veineux et par les veines hépatiques dans la portion sous-diaphragmatique de la veine cave inférieure, où se fait un second mélange.

Les anastomoses sont destinées à faciliter la circulation du sang dans le foie : celle du n° 12 peut servir à la continuer dans la portion transversale du tronc ombilical, lorsque, par un obstacle quelconque, celui-ci vient à être obstrué au point de la courbure. Les anastomoses (n°s 8, 9, 10, 16, 17) servent à laisser passer plus librement le sang de l'ombilicale dans la veine cave inférieure : cette fonction a de l'analogie avec le canal veineux.

Telle est la circulation la plus ordinaire qui se fait dans le foie du fœtus de six mois ; elle est, à très-peu de chose près, la même à toutes les époques de la vie fœtale, sauf quelques changements dans la disposition, le calibre et les rapports des principaux troncs. La fig. 4 représente la circulation d'un embryon de deux mois ; la fig. 5, celle d'un fœtus de deux mois et demi ; la fig. 6, celle d'un fœtus de trois mois ; la fig. 7, celle d'un fœtus de quatre mois passés ; la fig. 8, celle d'un fœtus de cinq mois ; enfin, à six mois révolus (fig. 1 et 3), le canal veineux (n° 13) a beaucoup perdu de son calibre, et la veine porte (n° 15) a presque le même volume que l'ombilicale (n° 3).

A sept mois, l'angle formé par la veine porte et la veine ombilicale est plus ouvert qu'il ne l'était jusque-là.

A huit mois, le même angle est encore plus ouvert. Enfin, à neuf mois (fig. 2), la veine porte (n° 15) est tellement rapprochée de la ligne médiane, que l'angle qu'elle forme avec l'ombilicale (n° 3) est presque droit.

Cette obliquité plus ou moins grande de la veine porte sur l'ombilicale est extrêmement importante pour la circulation, car elle est très-favorable pendant tout le temps de la gestation, et ne l'est plus après la naissance. En effet, dans le premier cas, le cours du sang a lieu de gauche à droite pour la portion de l'ombilicale que loge le sillon transversal, tandis que dans le second il a lieu de droite à gauche.

III. DIRECTION QUE PREND LE SANG DANS LE CŒUR DU FOETUS.

Ici nous aurons à déterminer, d'après la structure du cœur du fœtus, la direction que doit prendre le sang dans les cavités de cet organe, pour se porter à toutes les portions du corps et revenir au placenta.

Le plus grand nombre d'anatomistes, depuis Harvey et Lower jusqu'à Méry, pensaient que le trou de Botal était destiné à faire passer le sang de l'oreillette droite dans la gauche, et que le canal artériel servait à détourner le sang destiné aux poumons : mais, en 1649, Méry voulut renverser ce système généralement admis, et crut pouvoir démontrer que le sang de l'oreillette gauche passait dans la droite. C'était donc précisément l'opinion contraire qu'il voulait faire prévaloir, et qui fut combattue par Tauvry. Winslow considérait les deux oreillettes du cœur du fœtus comme une seule, à cause du trou de Botal ; et les deux ventricules comme un, par rapport au canal artériel. Il croyait, par conséquent, que le sang des deux oreillettes se combinait intimement, pour se distribuer ensuite aux organes.

Lémery combat l'opinion de Méry et celle de Winslow, en assignant pour toute fonction du trou de Botal le passage du sang de droite à gauche.

Sabattier dit que le sang ne peut passer que de la cavité droite dans l'oreillette gauche, mais que celui de la veine cave inférieure passe seul dans cette dernière ; tandis que le sang de la veine cave supérieure passe dans l'oreillette droite et dans le ventricule du même côté, sans qu'il y ait mélange.

Haller, Wolf, Portal, MM. Richerand, Lerminier, Lepelletier, Hatin, etc., émettent la même opinion.

Enfin Legallois dit, dans son savant article *Cœur*, du *Dictionnaire des Sciences médicales*, que le sang doit nécessairement passer de la cavité droite dans la gauche, et que probablement celui de la veine cave supérieure et celui de la veine cave inférieure doivent se mélanger dans l'oreillette droite. Telle est aussi l'opinion de M. Magendie, et de quelques autres physiologistes, qui ont adopté à cet égard la manière de voir de Bichat.

Ce sont là les principales opinions émises par les anatomistes et les physiologistes qui se sont occupés de ce point important de la circulation du fœtus. Comme on le voit, il n'y a rien de plus variable que leurs théories, où les mêmes idées sont tour à tour reproduites, combattues et rejetées.

La connaissance anatomique d'un organe étant indispensable pour apprécier ses fonctions, nous commençons l'examen anatomique du cœur chez un embryon très-jeune, afin de bien suivre tous ces changements ultérieurs.

A six semaines environ, l'intérieur de l'oreillette droite présente une cavité très-petite, oblongue, à parois lisses et très-minces, qui semblent être la continuation des veines caves. La valvule d'Eustachi *ve* (V. fig. 12 et 13, pour tous les détails), qui n'est autre chose que la continuation de la paroi antérieure de la veine cave inférieure, monte jusqu'au niveau supérieur du trou ovale ou de Botal, et forme un croissant dont la concavité regarde en haut. Son extrémité gauche va s'attacher sur le pilier interne (*pi*) du trou ovale, et se continue avec la petite valvule (*vc*) de la veine coronaire. Son extrémité droite, adhérente à la paroi interne de l'oreillette, se continue jusqu'à l'embouchure de la veine cave supérieure qu'elle recouvre, et va enfin se perdre dans la colonne charnue, placée au-dessus et à gauche de l'ouverture de la veine cave supérieure.

En arrière de cette valvule, qui établit une véritable cloison, se trouve l'orifice des deux veines caves (n° 25 et 26), et le trou de Botal *to*. Cette ouverture ovale a deux piliers, l'un interne, et l'autre externe. La paroi postérieure de la veine cave inférieure passe derrière les piliers du trou ovale, et s'étend jusqu'à son croissant. Ce fait est important à connaître, puisque la plupart des anatomistes ont dit positivement que la valvule du trou de Botal décrit une courbe à concavité en haut, et que de cette disposition résulte une ouverture libre et arrondie ; tandis qu'au contraire le croissant formé par cette valvule disparaît au moment où les oreillettes sont complétement remplies de sang, ce qui détermine l'occlusion du trou ovale.

A deux mois (fig. 9), l'oreillette droite est plus volumineuse ; elle peut facilement être étudiée à l'œil nu. On remarque déjà que le croissant de la valvule d'Eustachi (*ve*) décrit une courbe plus considérable, ce qui établit une communication plus grande entre les loges postérieure et antérieure de l'oreillette. Quant au sang provenant de la veine coronaire, il est toujours versé dans la loge antérieure de l'oreillette (puisque son embouchure est située en avant de la valvule d'Eustachi), où débouchent aussi les vaisseaux des parois auriculaires.

A deux mois et demi (fig. 10), l'oreillette est déjà bien développée. L'orifice de la veine cave supérieure se trouve placé plus haut ; cependant la valvule d'Eustachi le recouvre encore : mais, comme elle ne suit pas le développement progressif de l'oreillette, elle recouvre d'autant moins le trou de Botal, que l'époque de la conception est plus éloignée.

Vers trois mois et demi environ (fig. 11), la valvule d'Eustachi ne recouvre presque plus l'embouchure de la veine cave supérieure, et le sang provenant de cette veine passe plus librement dans la loge antérieure de l'oreillette droite. Ce changement n'empêche point le mélange du sang ; seulement, au lieu de se faire dans l'arrière-cavité auriculaire, il s'effectue dans toute l'oreillette.

A cinq mois (fig. 12), la valvule d'Eustachi ne paraît plus s'étendre jusque sur le pourtour de la veine cave supérieure ; elle semble se perdre sur la paroi interne et droite de l'oreillette, ce qui établit de plus en plus une libre communication entre l'arrière-cavité et la loge antérieure de l'oreillette droite.

Après six mois (fig. 13), la valvule d'Eustachi ne recouvre plus que le quart inférieur du trou ovale, et devient d'autant plus petite que le fœtus est plus âgé. Au neuvième mois, elle laisse apercevoir toute la circonférence du trou ovale et l'orifice des veines caves. Il n'en est point de même de celle du trou de Botal,

2.

qui, étant très-développée, se colle au pourtour de l'ouverture, de manière à ne plus laisser qu'une petite lumière à la partie supérieure.

Ainsi nous avons vu que des changements très-remarquables s'opèrent dans le cœur du fœtus pendant son évolution. Ces changements une fois bien connus, il devient impossible de se méprendre sur la route que doit parcourir le sang dans les cavités du cœur.

Quant à l'utilité de la valvule d'Eustachi, elle peut se déduire aisément d'après son développement, qui est en raison inverse des autres organes. Nous avons vu que, dans le premier âge, elle recouvre presque complétement le trou de Botal et l'orifice des deux veines caves ; tandis que plus tard elle finit par les laisser à découvert. De cette disposition il résulte évidemment qu'elle est destinée chez l'homme, 1° à favoriser le mélange du sang des deux veines caves ; 2° à en diriger la plus grande partie dans l'oreillette gauche ; 3° à empêcher son reflux dans la veine cave inférieure, lors de la contraction des oreillettes.

L'utilité du trou de Botal consiste à laisser passer le sang de l'oreillette droite dans la gauche ; sa valvule proportionne l'entrée du sang dans la cavité auriculaire, et détruit cette communication après la naissance. Quant au canal artériel, son utilité incontestable est de porter le sang dans l'aorte, afin de le détourner des poumons.

D'après les considérations anatomiques que nous venons de présenter, on peut être surpris de voir que jusqu'à ce jour il ait régné un si grand désaccord sur la manière dont se fait la circulation du fœtus. Voici, selon nous, comment elle a lieu.

Si l'on suppose les oreillettes *od*, *og* (fig. 14) contractées : la diastole succédant immédiatement, les cavités auriculaires se vident, et le sang y afflue par les deux veines caves (n°⁵ 25, 26), par les veines coronaires (n° 31), et par les veines pulmonaires. L'oreillette gauche, qui ne peut se remplir suffisamment au moyen du sang que lui apportent les veines pulmonaires, en retire de l'oreillette droite par le trou de Botal. Pendant que l'oreillette gauche aspire ainsi la quantité de sang qui est nécessaire pour la remplir, la cavité auriculaire droite se laisse aussi pénétrer par le sang mélangé provenant des deux veines caves et des veines coronaires. Les oreillettes, stimulées par la présence du sang qu'elles contiennent, se contractent, leurs cavités se vident pour remplir celles des ventricules, et le sang, pendant la contraction des oreillettes, tend à revenir vers les ouvertures qui lui ont livré passage ; l'oreillette droite le repousse dans

(13)

les veines caves; mais ce reflux est arrêté en grande partie par la valvule d'Eustachi. L'oreillette gauche, à son tour, repousse le sang vers le trou ovale; mais
la valvule de Botal s'oppose d'autant plus à son reflux, que le fœtus est moins
jeune. De cette manière le sang des oreillettes, trouvant des obstacles pour revenir en arrière, passe dans les ventricules par les ouvertures auriculo-ventri-
culaires, qui lui offrent une disposition plus favorable. Les ventricules, à leur
tour, se contractent aussitôt qu'ils ont reçu le sang des oreillettes correspondantes, et le poussent dans les troncs qui lui sont propres. Le reflux du sang
dans les cavités auriculaires est empêché par la valvule mitrale (*vm*) placée à
l'orifice auriculo-ventriculaire gauche, et par la valvule tricuspide (*vt*) située à
l'ouverture auriculo-ventriculaire droite. Le sang du ventricule droit (*vd*) passe
dans le tronc pulmonaire (n° 27), qui est garni à son origine de trois valvules
sygmoïdes (*vs*), destinées à empêcher le reflux du sang. Un peu au-dessus de
ces valvules, naît l'artère pulmonaire droite (n° 28), et un peu plus loin la gauche (n° 29); après quoi le tronc (n° 30) se continue sous le nom de canal artériel, et va s'ouvrir dans l'aorte au point où elle se recourbe pour constituer
la crosse. Cette dernière (n° 31), qui naît du ventricule gauche (*vg*), a aussi à
son origine trois valvules sygmoïdes (*vs*), propres à s'opposer au retour du
sang dans le ventricule au moment de sa diastole. C'est de cette manière seulement que le sang se comporte dans les cavités du cœur; il ne peut pas prendre
une autre direction, d'après la description que nous avons donnée de la structure de cet organe.

IV. Mode de distribution du sang dans les organes du fœtus.

Artères qui naissent de l'aorte. — L'aorte qui s'élève du ventricule gauche
donne successivement, après les valvules sygmoïdes, les artères coronaires
(n° 31, fig. 1 et 15), le tronc brachio-céphalique (n° 32), la carotide primitive gauche (n° 33), la sous-clavière du même côté (n° 34), et quelquefois l'artère thymique (n° 35).

Entre les carotides primitives et les veines jugulaires internes (n° 36, fig. 1),
se voient les nerfs pneumogastriques, coupés, afin d'éviter toute confusion
avec les vaisseaux sanguins.

L'aorte thoracique donne les artères bronchiques (n° 37), les œsophagien-
nes (n° 38), les médiastines (n° 39), et les intercostales (n°ˢ 40 à 47). Ces huit
branches correspondent aux huit autres intercostales droites.

L'aorte abdominale donne les artères diaphragmatiques (n° 48); l'artère cœliaque (n° 49), qui se subdivise en trois branches ; la coronaire stomachique (n° 50); l'hépatique (n° 51), et la splénique (n° 52); la mésentérique supérieure (n° 53); la mésentérique inférieure (n° 54); les capsulaires (n° 55); les rénales (n° 56); les spermatiques (n° 57), et les lombaires.

Après avoir fourni ces artères, l'aorte se bifurque, et donne les iliaques primitives (n° 58), entre lesquelles se trouve la sacrée moyenne (n° 59). Chaque artère iliaque primitive donne, en se bifurquant, l'artère crurale (n° 61) et un gros tronc (n° 60); ce dernier, après avoir fourni plusieurs branches (n° 62), comprenant les hypogastriques et les vésicales, se continue sous le nom d'artère ombilicale (n° 4), destinée à ramener au placenta le sang que la veine ombilicale apporte au fœtus. Les artères ombilicales, en détournant ainsi une grande quantité de sang des crurales, déterminent la petitesse des membres inférieurs du fœtus.

Le tronc pulmonaire se divise en trois branches, qui sont les artères pulmonaires (n°ˢ 28 et 29), et le canal artériel (n° 13). Les premières apportent le sang aux poumons, le second à l'aorte. Le sang, ainsi distribué dans les divers organes, revient au cœur : 1° par la veine cave supérieure (n° 26), qui reçoit les jugulaires internes (n° 36), les sous-clavières et l'azygos (n° 65); 2° par la veine cave inférieure, qui reçoit les iliaques primitives (n° 64), les rénales (n° 68), la spermatique droite (n° 69), les lombaires, les capsulaires, les hépatiques (n°ˢ 21, 22, 23, 70), et le canal veineux (n° 13); 3° enfin par les veines pulmonaires.

Il nous reste actuellement à indiquer les branches qui s'ouvrent dans le tronc de la veine porte. La veine splénique, branche principale de ce tronc, reçoit les veines (n°ˢ 72, 73, fig. 1) correspondantes aux *vasa brevioria*, la gastro-épiploïque gauche (n° 74), la pancréatique (n° 75, fig. 15), la stomachique (n° 76), et la mésentérique inférieure (n° 77), qui reçoit la branche (n° 78), venant de la portion gauche du colon transverse. La veine mésentérique supérieure (n° 79), qui se joint à la splénique pour former le tronc de la veine porte, reçoit toutes les branches de l'intestin grêle, la branche (n° 80) venant de la moitié droite du colon transverse, la branche duodénomésentérique (n° 81), la gastro-épiploïque droite (n° 84, fig. 1ʳᵉ), et une petite branche de la vésicule biliaire, qui, après s'être réunie à la veine pilorique (n° 83), va déboucher dans le tronc de la mésentérique supérieure.

Si nous comparons actuellement la circulation du fœtus avec celle de l'adulte représentée fig. 16, nous voyons que les principales différences consistent : 1° dans la disparition complète du canal artériel et du canal veineux ; 2° dans l'oblitération des artères et de la veine ombilicale ; 3° dans l'augmentation de calibre des artères hypogastriques et crurales ; 4° dans la direction beaucoup moins oblique du tronc de la veine porte sur la veine ombilicale ; 5° dans la séparation complète des deux cavités auriculaires ; 6° enfin, dans la direction opposée que prend le sang en traversant la portion de l'ombilicale située dans le sillon transversal.

Tous ces changements, pour la plupart, ne s'opèrent pas immédiatement après la naissance ; le canal artériel et le trou de Botal restent ordinairement libres jusqu'au huitième jour ; quelquefois le trou ovale persiste pendant toute la vie, et c'est une des causes d'où résulte la maladie bleue ou cyanose. Enfin le seul changement qui s'opère immédiatement après la naissance, c'est le passage du sang de droite à gauche dans la portion de l'ombilicale située dans le sillon transversal.

Il est facile ensuite de se rendre compte des causes déterminantes de la métamorphose circulatoire du fœtus. En effet, on explique très-bien l'atrophie du canal artériel par la révulsion du sang qu'opèrent les artères pulmonaires au profit des poumons ; on conçoit pareillement l'oblitération complète des portions d'artères ombilicales, par l'augmentation de calibre que prennent les hypogastriques et les crurales. Quant à l'occlusion du trou ovale et la disparition presque complète de la valvule d'Eustachi, elle a déjà été expliquée ailleurs.

Il est moins facile de se rendre compte de l'oblitération du canal veineux. Cependant, en considérant que le sang n'est plus envoyé directement dans ce vaisseau par la veine ombilicale, cette oblitération devient possible, et s'effectue du huitième au quarantième jour.

RÉSUMÉ DE LA CIRCULATION DU FŒTUS.

Les radicules placentaires vont puiser à la surface interne de l'utérus, par imbibition ou *endosmose*, les matériaux propres à la nutrition des organes du fœtus. Le sang du placenta est transmis au fœtus par la veine ombilicale ; il arrive pur dans le lobe gauche du foie, dans le lobe de Spigel et dans le canal veineux ; puis il se mêle avec celui de la veine porte, et va dans tout le lobe droit du foie. Il est conduit ensuite par les veines hépatiques dans la portion sous-diaphragmatique de la veine cave, où il rencontre le sang provenant du canal veineux, celui de la veine cave elle-même, et celui des veines diaphragmatiques ; de là il passe dans l'oreillette droite, se combine avec le sang de la veine cave supérieure et celui des veines coronaires, se dirige (en quantité plus ou moins grande, suivant l'âge du fœtus) dans l'oreillette gauche, par le trou ovale, où il rencontre le peu de sang provenant des veines pulmonaires. La contraction simultanée des oreillettes pousse le sang qu'elles reçoivent dans les ventricules correspondants. Le sang du ventricule droit passe en petite quantité aux poumons, et en grande quantité dans le canal artériel. Celui du ventricule gauche passe dans la crosse de l'aorte, où le sang du canal artériel a déjà été versé, et va se distribuer aux divers organes. Une grande partie de ce sang arrivé à la bifurcation des iliaques passe par les artères ombilicales, pour aller chercher, au moyen du placenta, de nouveaux matériaux nécessaires à sa modification, et revient au cœur par la veine ombilicale.

Tel est l'ensemble de la circulation du fœtus. On voit que cette théorie diffère de la théorie adoptée par certains physiologistes ; en effet, nous admettons : 1° que la circulation du sang dans le fœtus est indépendante de celle de la mère ; 2° que le placenta est un organe comparable, sous le rapport de la fonction, aux branchies de certains animaux qui vivent dans l'eau, car il modifie à leur manière le sang du fœtus ; 3° que le volume considérable du lobe gauche du foie, chez le fœtus, tient à ce que le sang renouvelé dans le placenta y arrive pur ; 4° que le mélange du sang qui établit une analogie si remarquable entre la circulation du fœtus de l'homme et celle des reptiles en général, est plus grand qu'on ne pense ; le calibre des vaisseaux sanguins démontrant qu'il arrive, dans la portion sous-diaphragmatique de la veine cave inférieure, le quart du sang placentaire, et que le sang mélangé qui parvient au cœur, se combine de plus avec le sang amené par la veine cave supérieure, la veine coronaire et les veines pulmonaires, avant de se distribuer dans tous les organes du fœtus ; 5° que la disproportion remarquable qui existe chez le fœtus entre les organes thoraciques et céphaliques d'une part, et les organes pelviens de l'autre, tient exclusivement au calibre des vaisseaux, et non à la nature du sang qui les pénètre ; 6° enfin que la valvule d'Eustachi, loin de s'opposer au mélange du sang, le favorise d'autant plus que le fœtus est moins développé.

TYPOGRAPHIE DE FIRMIN DIDOT FRÈRES & Cie,
rue Jacob, n° 55.

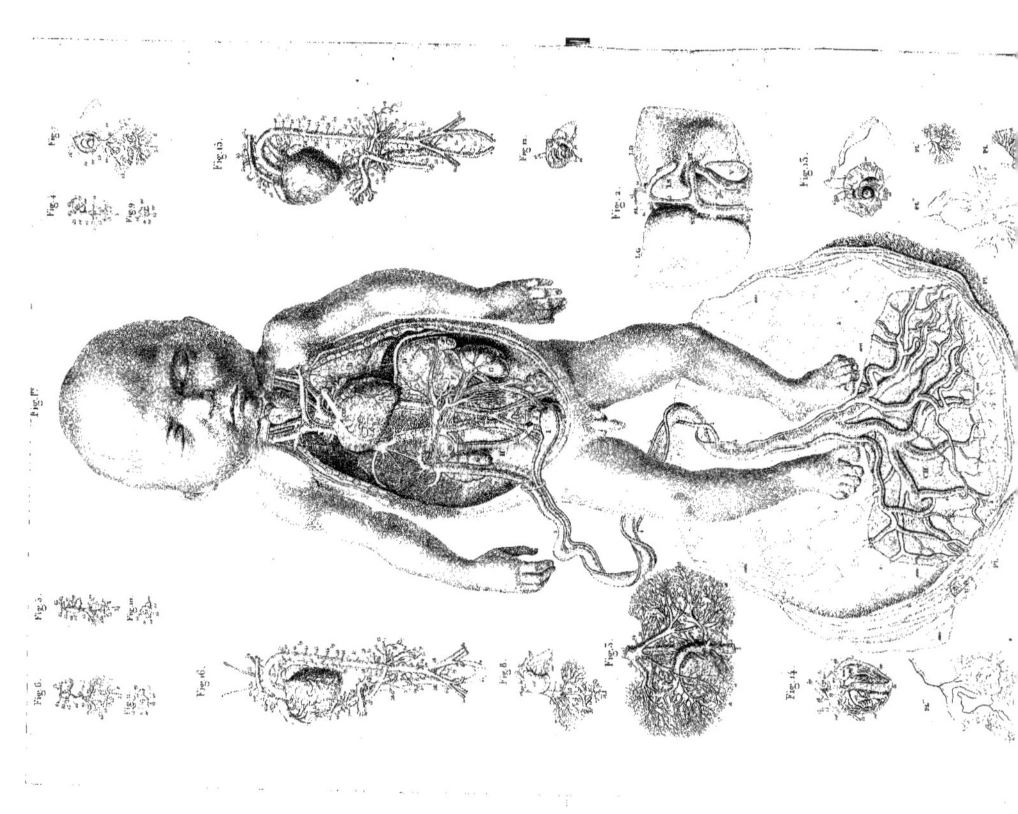